Remèdes Aux Plantes Pour Femmes

Un Guide Complet de Guérison Naturelle Avec des Herbes, des Huiles Essentielles et des Teintures Pour l'Équilibre Hormonal, le Soulagement du Stress et la Vitalité

Ilera Loro

Copyright © 2024 par Ilera Loro

Clause de non-responsabilité

Les informations dans "**Remèdes à base de plantes pour les femmes**" est destiné à des fins éducatives uniquement et ne remplace pas un avis médical professionnel, un diagnostic ou un traitement. Consultez toujours un professionnel de la santé qualifié avant de commencer tout nouveau régime de santé, surtout si vous êtes **êtes enceinte, allaitez, avez un problème de santé ou prenez des médicaments.** L'auteur et l'éditeur ne sont pas responsables des effets négatifs ou des conséquences résultant de l'utilisation des informations contenues dans ce livre.

Table des matières

Introduction
Le pouvoir des remèdes à base de plantes

Les remèdes à base de plantes sont appréciés depuis des siècles dans toutes les cultures pour leurs propriétés curatives et leur efficacité naturelle. Ces remèdes dérivés de plantes offrent une approche douce mais puissante de la santé et du bien-être. Contrairement à de nombreux médicaments synthétiques, les herbes agissent en harmonie avec notre corps, soutenant les processus naturels et favorisant le bien-être général. En exploitant le pouvoir des herbes, nous pouvons résoudre un large éventail de problèmes de santé avec moins d'effets secondaires et une touche holistique.

Pourquoi se concentrer sur la santé des femmes ?

Le corps des femmes est merveilleusement complexe, avec des besoins et des rythmes uniques. Des cycles menstruels et de la grossesse à la ménopause et au-delà, le parcours de santé des femmes est profondément influencé par les changements hormonaux. Ce livre se concentre sur la santé des femmes pour fournir un soutien ciblé à ces phases distinctes de la vie. En comprenant et en répondant à ces besoins uniques, nous pouvons améliorer notre qualité de vie, stimuler notre vitalité et promouvoir le bien-être à long terme.

Comprendre l'équilibre hormonal, le soulagement du stress et la vitalité

L'équilibre hormonal est crucial pour la santé des femmes et a un impact sur tout, depuis l'humeur et les niveaux d'énergie jusqu'à la santé reproductive. Lorsque les hormones sont désynchronisées, cela peut entraîner divers problèmes tels que des règles irrégulières, des sautes d'humeur et de la fatigue. Ce livre propose des solutions naturelles pour aider à rétablir l'équilibre et l'harmonie au sein de votre corps.

Le stress est un élément inévitable de la vie, mais il ne doit pas nécessairement nous contrôler. Le stress chronique peut avoir des effets néfastes sur la santé physique et mentale. Les remèdes à base de plantes constituent un moyen naturel de gérer le stress, d'apaiser l'esprit et de soutenir la réponse du corps au stress.

La vitalité va au-delà de la simple absence de maladie ; il s'agit de s'épanouir et de se sentir dynamique à chaque étape de la vie. Grâce à la bonne combinaison d'herbes, d'huiles essentielles et de pratiques de style de vie, vous pouvez augmenter votre niveau d'énergie, améliorer votre résilience et embrasser la vie avec entrain et enthousiasme.

Comment utiliser ce livre

Ce livre est conçu pour être un guide complet de guérison naturelle avec des herbes, des huiles essentielles et des teintures, spécialement conçu pour les femmes. Chaque chapitre aborde différents aspects de la santé des femmes, offrant des informations détaillées sur diverses herbes et leurs utilisations. Vous y trouverez des astuces pratiques, des recettes faciles à suivre et des conseils judicieux pour vous aider à intégrer ces remèdes naturels à votre routine quotidienne.

Que vous soyez un débutant cherchant à explorer les remèdes à base de plantes ou une personne ayant une certaine expérience cherchant à approfondir ses connaissances, ce livre a quelque chose pour vous. Utilisez-le comme guide de référence, source d'inspiration et compagnon dans votre voyage vers la santé et la vitalité naturelles. Chaque chapitre s'appuie sur le précédent, créant une approche cohérente et globale du bien-être des femmes. Embrassez la sagesse de la nature et donnez-vous les moyens de prendre en charge votre santé grâce au pouvoir nourrissant des herbes.

Chapitre 1:
Les bases de la phytothérapie

Histoire des remèdes à base de plantes

La phytothérapie est l'une des formes de guérison les plus anciennes, dont les racines remontent aux civilisations anciennes. Les cultures du monde entier se sont appuyées sur les plantes pour traiter les maladies et maintenir la santé, transmettant leurs connaissances de génération en génération.

Civilisations anciennes:

- **Égyptiens**: Les Égyptiens ont documenté leur utilisation d'herbes dès 1500 avant notre ère dans des textes tels que le papyrus Ebers, qui répertorie plus de 700 substances médicinales dérivées de plantes.

- **Chinois**: La médecine traditionnelle chinoise (MTC) a une histoire de plus de 2 000 ans, avec des textes fondateurs comme le « Shennong Bencao Jing » détaillant les propriétés thérapeutiques de diverses herbes.

- **Indiens**: L'Ayurveda, l'ancien système de médecine indien, utilise largement les herbes. Des textes tels que « Charaka Samhita » et « Sushruta Samhita » mettent en avant de nombreux traitements à base de plantes.

- **Grecs et Romains**: Hippocrate et Galien, figures éminentes de la médecine grecque et romaine antique, ont préconisé l'utilisation des herbes dans le traitement des maladies, influençant les pratiques occidentales à base de plantes pendant des siècles.

L'Europe médiévale: Au Moyen Âge, les jardins monastiques prospéraient d'herbes médicinales. Les moines et les nonnes ont préservé des textes anciens et ont apporté leurs connaissances, formant ainsi la base de l'herboristerie occidentale moderne.

Cultures autochtones: Les cultures amérindiennes, africaines et autres ont également développé de riches traditions à base de plantes, souvent basées sur la flore locale. Ces cultures considèrent les plantes comme faisant partie intégrante de leur bien-être spirituel et physique.

Herboristerie moderne: Les XIXe et XXe siècles ont vu un déclin de la phytothérapie avec l'essor des produits pharmaceutiques de synthèse. Cependant, il y a eu une résurgence au cours des dernières décennies, alors que les gens recherchent des approches naturelles et holistiques en matière de santé.

Comprendre les herbes, les huiles essentielles et les teintures

Herbes: Les herbes sont des plantes ou des parties de plantes appréciées pour leurs qualités médicinales, aromatiques ou savoureuses. Elles peuvent être utilisées fraîches ou séchées, et différentes parties de la plante (feuilles, fleurs, racines, graines) peuvent être utilisées en fonction de l'herbe et de son usage prévu.

- **Infusions et décoctions**: Les infusions sont obtenues en trempant des herbes dans de l'eau chaude, comme pour faire du thé, idéales pour les parties délicates comme les feuilles et les fleurs. Les décoctions consistent à faire mijoter des parties plus dures comme les racines et l'écorce pour en extraire leurs bienfaits.

Huiles essentielles: Les huiles essentielles sont des extraits concentrés de plantes aromatiques. Ils captent l'odeur et les composés volatils de la plante, offrant des bienfaits thérapeutiques par inhalation ou application topique.

- **Méthodes d'extraction**: La distillation à la vapeur et la pression à froid sont des méthodes courantes. Les huiles essentielles doivent toujours être diluées dans une huile de support avant d'être appliquées sur la peau pour éviter les irritations.

Teintures: Les teintures sont de puissants extraits liquides obtenus en trempant des herbes dans de l'alcool ou du vinaigre. Cette méthode préserve les constituants actifs de l'herbe et a une longue durée de conservation.

- **Préparation**: Pour faire une teinture, mélangez des herbes séchées ou fraîches avec de l'alcool (généralement de la vodka ou du brandy) dans un pot. Laissez reposer plusieurs semaines en secouant de temps en temps. Filtrez le matériel végétal et conservez le liquide dans une bouteille sombre.

Comment les herbes agissent dans le corps

Les herbes interagissent avec le corps de diverses manières pour favoriser la guérison et le bien-être. Voici quelques mécanismes par lesquels les herbes exercent leurs effets :

Produits phytochimiques: Les herbes contiennent des composés bioactifs appelés composés phytochimiques, qui ont des propriétés thérapeutiques. Les exemples incluent les flavonoïdes, les alcaloïdes, les terpènes et les polyphénols. Ces composés peuvent agir comme antioxydants, anti-inflammatoires, antimicrobiens, etc.

Synergie: Contrairement aux drogues synthétiques, les herbes contiennent souvent plusieurs composés qui agissent ensemble en synergie. Cela signifie que l'effet combiné de ces composés peut être supérieur à la somme de leurs effets individuels.

Adaptogènes: Certaines herbes sont classées comme adaptogènes, ce qui signifie qu'elles aident le corps à s'adapter au stress et à maintenir son équilibre. Les exemples incluent l'ashwagandha, la Rhodiola et le basilic sacré.

Soutien nutritionnel: Les herbes peuvent fournir des vitamines, des minéraux et d'autres nutriments qui soutiennent la santé globale. Par exemple, l'ortie est riche en fer, calcium et magnésium.

Modulation des systèmes corporels: Les herbes peuvent influencer divers systèmes corporels, tels que les systèmes endocrinien, digestif, nerveux et immunitaire. Par exemple, la menthe poivrée facilite la digestion, tandis que la racine de valériane favorise la relaxation.

Sécurité et précautions

Bien que les herbes soient naturelles, il est essentiel de les utiliser de manière sûre et responsable. Voici quelques considérations clés :

Qualité et approvisionnement:

- **Qualité**: Utilisez toujours des herbes de haute qualité provenant de sources réputées pour garantir la pureté et la puissance. Recherchez des produits biologiques, sans OGM et récoltés de manière durable lorsque cela est possible.

- **Approvisionnement**: Soyez conscient de l'origine de l'herbe. Les herbes sauvages doivent être récoltées de manière durable pour éviter d'épuiser les populations naturelles.

Dosage et administration:

- **Dosage**: Suivez les posologies recommandées et consultez un professionnel de la santé, surtout si vous êtes enceinte, si vous allaitez ou si vous prenez des médicaments.

- **Administration**: Différentes herbes et préparations peuvent nécessiter des méthodes d'administration spécifiques pour une efficacité optimale.

Allergies et sensibilités:

- Effectuez un test cutané avant d'utiliser une nouvelle huile essentielle ou une nouvelle herbe topique pour vérifier les réactions allergiques.

- Soyez conscient des réactions allergiques potentielles et arrêtez l'utilisation si des effets indésirables surviennent.

Interactions avec les médicaments:

- Certaines herbes peuvent interagir avec des médicaments sur ordonnance, modifiant ainsi leurs effets. Par exemple, le millepertuis peut réduire l'efficacité de certains médicaments, notamment les pilules contraceptives.

- Consultez toujours un professionnel de la santé avant de combiner des herbes avec des médicaments.

Toxicité et effets secondaires:

- Certaines herbes peuvent être toxiques à fortes doses ou si elles sont mal utilisées. Par exemple, la consoude ne doit pas être prise en interne en raison d'une toxicité potentielle pour le foie.

- Soyez conscient des effets secondaires possibles et utilisez les herbes comme recommandé.

En comprenant les bases de la phytothérapie, vous pouvez exploiter le pouvoir de la nature pour soutenir votre santé et votre bien-être. En explorant les chapitres suivants, vous obtiendrez des informations plus approfondies sur des herbes spécifiques et leurs applications pour la santé des femmes, l'équilibre hormonal, le soulagement du stress et la vitalité.

Chapitre 2 : Équilibre hormonal et santé des femmes

Déséquilibres hormonaux courants chez les femmes

Les déséquilibres hormonaux peuvent avoir un impact significatif sur la santé des femmes, entraînant toute une série de symptômes et de pathologies. Les hormones sont des messagers chimiques qui régulent diverses fonctions corporelles, notamment le métabolisme, l'humeur, la reproduction et la croissance. Voici quelques déséquilibres hormonaux courants que les femmes peuvent rencontrer :

1. Syndrome prémenstruel (SPM) et trouble dysphorique prémenstruel (TDPM):

- **Symptômes**: Ballonnements, sautes d'humeur, irritabilité, fatigue et sensibilité des seins.

- **Causes**: Fluctuations des taux d'œstrogènes et de progestérone au cours du cycle menstruel.

2. Syndrome des ovaires polykystiques (SOPK):

- **Symptômes**: Règles irrégulières, prise de poids, acné, hirsutisme (pilosité excessive) et problèmes de fertilité.

- **Causes**: Niveaux élevés d'androgènes (hormones mâles) et résistance à l'insuline.

3. Troubles thyroïdiens:

- **Hypothyroïdie**: Faibles niveaux d'hormones thyroïdiennes provoquant fatigue, prise de poids et dépression.

- **Hyperthyroïdie**: Taux excessifs d'hormones thyroïdiennes entraînant une perte de poids, de l'anxiété et des palpitations.

4. Ménopause et périménopause:

- **Symptômes**: Bouffées de chaleur, sueurs nocturnes, sautes d'humeur, sécheresse vaginale et troubles du sommeil.

- **Causes**: Diminution de la production d'œstrogènes et de progestérone avec l'âge des femmes.

5. Dominance des œstrogènes:

- **Symptômes**: Règles abondantes, sensibilité des seins, fibromes et prise de poids.

- **Causes**: Excès d'œstrogène par rapport à la progestérone, souvent dû à des facteurs liés au mode de vie et à des toxines environnementales.

6. Fatigue surrénalienne:

- **Symptômes**: Fatigue chronique, envies d'aliments salés, immunité affaiblie et difficulté à gérer le stress.

- **Causes**: Un stress prolongé entraînant un surmenage des glandes surrénales et un déséquilibre des niveaux de cortisol.

Comprendre ces déséquilibres et leurs causes sous-jacentes peut aider les femmes à prendre des mesures proactives pour rétablir l'harmonie hormonale. Les remèdes à base de plantes offrent une approche naturelle et efficace pour gérer ces conditions.

Herbes pour la santé menstruelle

L'équilibrage des hormones peut naturellement atténuer de nombreux problèmes menstruels. Voici quelques herbes clés qui soutiennent la santé menstruelle :

Gattilier:

- **Les usages**: Connu pour sa capacité à réguler les cycles menstruels, à réduire les symptômes du syndrome prémenstruel et à favoriser la fertilité.

- **Mécanisme**: Le gattilier agit en influençant la glande pituitaire pour équilibrer la production de progestérone et d'œstrogène.

- **Préparation**: Généralement pris sous forme de teinture ou de capsule. La posologie varie, mais une recommandation courante est de 20 à 40 mg d'extrait de fruits secs par jour.

- **Considérations**: Cela peut prendre plusieurs mois pour constater des effets significatifs. Consultez un professionnel de la santé si vous souffrez de maladies sensibles aux hormones.

Dong Quai (Angelica sinensis):

- **Les usages**: Souvent appelé « ginseng féminin », Dong Quai est utilisé pour soulager les crampes menstruelles, réguler les cycles et soutenir la santé reproductive globale.

- **Mécanisme**: Contient des phytoestrogènes qui aident à équilibrer les niveaux d'œstrogènes et à améliorer la circulation sanguine vers la région pelvienne.

- **Préparation**: Peut être consommé sous forme de thé, de teinture ou de capsule. Une dose typique est de 1 à 2 grammes de racine séchée par jour.

- **Considérations**: À éviter pendant la grossesse et si vous avez des saignements menstruels abondants.

Actée à grappes noires (Cimicifuga racemosa):

- **Les usages**: Efficace pour réduire les douleurs menstruelles, soulager les symptômes du syndrome prémenstruel et traiter les symptômes de la ménopause.

- **Mécanisme**: Contient des composés qui imitent les œstrogènes et aident à réguler les niveaux d'hormones.

- **Préparation**: Disponible sous forme de thé, de teinture ou de capsule. La dose standard est de 20 à 40 mg d'extrait standardisé par jour.

- **Considérations**: Consultez un professionnel de la santé avant utilisation si vous avez des antécédents de cancer du sein ou de problèmes hépatiques.

Herbes pour soulager la ménopause

La ménopause marque un changement hormonal important, et certaines herbes peuvent aider à faciliter la transition :

Trèfle rouge (Trifolium pratense):

- **Les usages**: Le trèfle rouge est utilisé pour réduire les bouffées de chaleur, améliorer la densité osseuse et soutenir la santé cardiovasculaire pendant la ménopause.

- **Mécanisme**: Riche en isoflavones, qui sont des composés d'origine végétale qui imitent les œstrogènes et aident à équilibrer les niveaux d'hormones.

- **Préparation**: Souvent pris sous forme de thé, de teinture ou de capsule. Une dose courante est de 40 à 80 mg d'extrait standardisé par jour.

- **Considérations**: Consultez un professionnel de la santé avant utilisation si vous avez des antécédents de maladies sensibles aux hormones.

Sauge (Salvia officinalis):

- **Les usages**: Connu pour sa capacité à réduire les bouffées de chaleur et la transpiration excessive associées à la ménopause.

- **Mécanisme**: Contient des composés qui ont des propriétés œstrogéniques et aident à réguler la température corporelle.

- **Préparation**: Couramment consommé sous forme de thé ou de teinture. Une dose typique est de 1 à 4 grammes de feuilles séchées par jour ou de 1 à 2 cuillères à café de teinture.

- **Considérations**: L'huile essentielle de sauge ne doit pas être ingérée. Soyez prudent si vous souffrez d'épilepsie ou d'autres troubles épileptiques.

Igname sauvage (Dioscorea villosa):

- **Les usages**: Wild Yam est utilisé pour soulager les symptômes de la ménopause, notamment les bouffées de chaleur et la sécheresse vaginale, et soutenir l'équilibre hormonal global.

- **Mécanisme**: Contient de la diosgénine, un composé qui peut être converti en progestérone en laboratoire, bien que le corps ne le convertisse pas directement.

- **Préparation**: Disponible sous forme de crème, de teinture ou de capsule.

L'application topique est courante pour soulager les symptômes de la ménopause.

- **Considérations**: Tous les produits à base d'igname sauvage ne sont pas standardisés, choisissez donc une marque réputée. Consultez un professionnel de la santé pour une utilisation appropriée.

Les déséquilibres hormonaux peuvent avoir un impact significatif sur la qualité de vie d'une femme, mais la nature offre de nombreux remèdes pour aider à rétablir l'équilibre. En comprenant les besoins spécifiques de votre corps et en incorporant ces herbes à votre routine, vous pouvez résoudre naturellement les problèmes courants tels que les irrégularités menstruelles, le syndrome prémenstruel et les symptômes de la ménopause. Comme toujours, il est important de consulter un professionnel de la santé avant de commencer tout nouveau régime à base de plantes, surtout si vous avez des problèmes de santé sous-jacents ou si vous prenez d'autres médicaments. Grâce à des choix éclairés et au pouvoir de la phytothérapie, vous pouvez améliorer votre santé hormonale et votre bien-être général.

Chapitre 3:
Remèdes à base de plantes pour soulager le stress

L'impact du stress sur la santé des femmes

Le stress est omniprésent dans la vie moderne, mais ses effets peuvent être particulièrement prononcés chez les femmes en raison de leurs cycles hormonaux et de leurs étapes de vie uniques. Le stress chronique peut entraîner une multitude de problèmes de santé, notamment :

1. Déséquilibres hormonaux:

- **Perturbation du cycle menstruel**: Le stress peut altérer la régularité des cycles menstruels, provoquant des règles manquées ou irrégulières.

- **Aggravation du SPM et du PMDD**: Des niveaux de stress élevés peuvent aggraver les symptômes prémenstruels, entraînant de graves sautes d'humeur, de l'irritabilité et un inconfort physique.

- **Impact sur la fertilité**: Un stress prolongé peut interférer avec l'ovulation et réduire les chances de conception.

2. Santé mentale:

- **Anxiété et dépression**: Le stress chronique est un facteur de risque important de développement d'anxiété et de dépression. Les femmes sont particulièrement sensibles en raison des fluctuations hormonales.

- **Déclin cognitif**: Un stress persistant peut altérer la mémoire, la concentration et la fonction cognitive globale.

3. Santé physique:

- **Suppression du système immunitaire**: Le stress affaiblit le système immunitaire, rendant le corps plus vulnérable aux infections et aux maladies.

- **Problèmes cardiovasculaires**: Le stress chronique augmente le risque d'hypertension, de maladie cardiaque et d'accident vasculaire cérébral.

- **Problèmes digestifs**: Le stress peut exacerber des affections telles que le syndrome du côlon irritable (SCI), entraînant un inconfort et des troubles digestifs.

Comprendre l'impact profond du stress sur la santé des femmes souligne l'importance de le gérer efficacement. Les remèdes à base de plantes offrent une approche naturelle et holistique du soulagement du stress.

Herbes adaptogènes

Les adaptogènes sont une classe unique d'herbes qui aident le corps à s'adapter au stress, à améliorer sa résilience et à maintenir son équilibre. Ils agissent en modulant la réponse au stress et en soutenant les glandes surrénales.

Ashwagandha (Withania somnifera):

- **Les usages**: L'Ashwagandha est réputé pour sa capacité à réduire le stress et l'anxiété, à améliorer le sommeil et à améliorer le bien-être général.

- **Mécanisme**: Contient des composés qui normalisent les niveaux de cortisol, l'hormone associée à la réponse au stress. Il soutient également le système nerveux et stimule l'énergie.

- **Préparation**: Disponible sous forme de poudre, de capsule ou de teinture. Une dose typique est de 300 à 600 mg d'extrait standardisé une ou deux fois par jour.

- **Considérations**: Généralement sans danger pour une utilisation à long terme. Consultez un professionnel de la santé si vous êtes enceinte ou si vous souffrez de maladies auto-immunes.

Rhodiole (Rhodiola rosea):

- **Les usages**: La rhodiola est efficace pour réduire la fatigue, améliorer l'humeur et améliorer la clarté mentale et les performances physiques.

- **Mécanisme**: Agit en régulant l'axe hypothalamo-hypophyso-surrénalien (HPA) et en équilibrant les neurotransmetteurs comme la sérotonine et la dopamine.

- **Préparation**: Couramment pris sous forme de capsule ou de teinture. La dose typique est de 200 à 600 mg d'extrait standardisé par jour, à prendre le matin ou en début d'après-midi.

- **Considérations**: Peut être stimulant pour certaines personnes. Évitez de le prendre tard dans la journée pour éviter l'insomnie.

Basilic sacré:

- **Les usages**: Le basilic sacré, également connu sous le nom de Tulsi, est utilisé pour réduire le stress, favoriser la relaxation et soutenir le bien-être émotionnel général.

- **Mécanisme**: Contient des composés qui abaissent les niveaux de cortisol et améliorent la résilience du corps au stress. Il possède également des propriétés antioxydantes et anti-inflammatoires.

- **Préparation**: Consommé sous forme de thé, de capsule ou de teinture. Une dose typique est de 300 à 600 mg d'extrait standardisé par jour ou 1 à 2 tasses de thé.

- **Considérations**: Généralement sans danger pour une utilisation à long terme. Consultez un professionnel de la santé si vous êtes enceinte ou si vous allaitez.

Herbes apaisantes

Les herbes calmantes aident à apaiser le système nerveux, à réduire l'anxiété et à favoriser la relaxation sans provoquer de sédation ni de dépendance.

Lavande (Lavandula angustifolia):

- **Les usages**: La lavande est largement connue pour ses effets calmants et relaxants, ce qui la rend efficace pour réduire l'anxiété et améliorer la qualité du sommeil.

- **Mécanisme**: Contient du linalol et de l'acétate de linalyle, des composés qui interagissent avec le neurotransmetteur GABA (acide gamma-aminobutyrique) pour favoriser la relaxation.

- **Préparation**: Utilisée comme huile essentielle pour l'aromathérapie, ainsi que dans les thés et les teintures. Pour l'aromathérapie, diffusez quelques gouttes ou ajoutez-les à un bain chaud. En thé, faites infuser 1 à 2 cuillères à café de fleurs séchées dans de l'eau chaude.

- **Considérations**: Généralement sûr. Évitez d'ingérer des huiles essentielles et consultez un professionnel de la santé avant de les utiliser pendant la grossesse.

Camomille (Matricaria chamomilla):

- **Les usages**: La camomille est connue pour ses effets calmants doux, ce qui la rend idéale pour réduire l'anxiété, améliorer le sommeil et apaiser les problèmes digestifs.

- **Mécanisme**: Contient de l'apigénine, un composé qui se lie aux récepteurs GABA du cerveau, favorisant la relaxation et réduisant l'anxiété.

- **Préparation**: Couramment consommé sous forme de thé. Faites tremper 1 à 2 cuillères à café de fleurs séchées dans de l'eau chaude pendant 5 à 10 minutes. Également disponible sous forme de capsules et de teintures.

- **Considérations**: Généralement sans danger pour la plupart des gens. A éviter si vous êtes allergique aux plantes de la famille des Astéracées.

Racine de valériane (Valeriana officinalis):

- **Les usages**: La racine de valériane est très efficace pour réduire l'anxiété, favoriser la relaxation et améliorer la qualité du sommeil.

- **Mécanisme**: Améliore la libération de GABA dans le cerveau, entraînant des effets sédatifs et anxiolytiques.

- **Préparation**: Disponible sous forme de thé, de teinture ou de capsule. Une dose typique est de 400 à 900 mg d'extrait standardisé ou 1 cuillère à café de teinture à prendre avant le coucher.

- **Considérations**: Peut provoquer somnolence. Évitez d'utiliser des machines lourdes après utilisation et consultez un professionnel de la santé avant une utilisation à long terme.

Le stress est un élément inévitable de la vie, mais son impact sur la santé des femmes peut être profond. En incorporant des herbes adaptogènes et calmantes à votre routine quotidienne, vous pouvez gérer efficacement le stress, améliorer la résilience et favoriser le bien-être général. N'oubliez pas de consulter un professionnel de la santé avant de commencer tout nouveau régime à base de plantes, surtout si vous avez des problèmes de santé sous-jacents ou si vous prenez d'autres médicaments. Grâce à la sagesse des remèdes à base de plantes, vous pouvez trouver des solutions naturelles et holistiques pour soulager le stress et adopter une vie plus saine et plus équilibrée.

Chapitre 4:
Stimuler la vitalité et l'énergie
Comprendre la fatigue et la faible énergie

La fatigue et le manque d'énergie sont des plaintes courantes chez les femmes, souvent dues à divers facteurs physiques, émotionnels et liés au mode de vie. Comprendre les causes profondes est essentiel pour résoudre efficacement ces problèmes :

1. Déséquilibres hormonaux:

- **Problèmes de thyroïde**: L'hypothyroïdie peut entraîner une fatigue persistante, une prise de poids et une dépression en raison de faibles taux d'hormones thyroïdiennes.

- **Fatigue surrénale**: Le stress chronique peut surcharger les glandes surrénales, entraînant un déséquilibre des niveaux de cortisol et un sentiment d'épuisement.

- **Cycle menstruel**: Les fluctuations des œstrogènes et de la progestérone peuvent provoquer une fatigue prémenstruelle ou une fatigue pendant les règles.

2. Carences nutritionnelles:

- **Carence en fer**: Fréquente chez les femmes en raison des menstruations, la carence en fer peut provoquer une anémie, entraînant une fatigue et une faiblesse extrêmes.

- **Carence en vitamines B12 et D**: Ces vitamines sont cruciales pour la production d'énergie et la vitalité globale.

3. Facteurs liés au mode de vie:

- **Privation de sommeil**: Une mauvaise qualité de sommeil ou un sommeil insuffisant peuvent avoir un impact significatif sur les niveaux d'énergie.

- **Alimentation et hydratation**: Une alimentation carencée en nutriments ou une hydratation inadéquate peut entraîner de la fatigue.

- **Manque d'activité physique**: Les modes de vie sédentaires peuvent diminuer les niveaux d'énergie et la vitalité globale.

4. Santé mentale:

- **Stress et anxiété**: Le stress mental et l'anxiété peuvent drainer de l'énergie et perturber le sommeil, entraînant de la fatigue.

- **Dépression**: La fatigue est un symptôme courant de la dépression, affectant les activités quotidiennes et la qualité de vie en général.

S'attaquer à ces causes sous-jacentes par des changements de mode de vie et des remèdes à base de plantes peut aider à stimuler l'énergie et la vitalité.

Herbes énergisantes

Les remèdes à base de plantes offrent un moyen naturel et efficace d'augmenter les niveaux d'énergie et d'améliorer la vitalité. Voici quelques herbes énergisantes clés :

Ginseng (Panax ginseng et Panax quinquefolius):

- **Les usages**: Le ginseng est réputé pour sa capacité à améliorer les performances physiques et mentales, à réduire la fatigue et à améliorer la vitalité globale.

- **Mécanisme**: Contient des ginsénosides, des composés qui aident à réduire le stress oxydatif, à améliorer la fonction mitochondriale et à renforcer la résistance de l'organisme au stress.

- **Préparation**: Disponible sous forme de thé, de teinture ou de capsule. La dose typique de Panax ginseng (ginseng asiatique) est de 200 à 400 mg d'extrait standardisé par jour. Pour le Panax quinquefolius (ginseng américain), une dose similaire est recommandée.

- **Considérations**: Peut être stimulant, évitez donc de le prendre en fin de journée. Consultez un professionnel de la santé si vous souffrez d'hypertension artérielle, de diabète ou si vous prenez d'autres médicaments.

Racine de Maca (Lepidium meyenii):

- **Les usages**: La racine de maca est connue pour stimuler l'énergie, améliorer l'endurance et soutenir l'équilibre hormonal.

- **Mécanisme**: Riche en vitamines, minéraux et acides aminés, la maca soutient la fonction endocrinienne et aide à maintenir des niveaux d'énergie optimaux.

- **Préparation**: Généralement consommé sous forme de poudre ajoutée aux smoothies, aux flocons d'avoine ou à d'autres aliments. Une dose courante est de 1 à 3 cuillères à café par jour. Également disponible sous forme de capsules.

- **Considérations**: Généralement sans danger pour une utilisation à long terme. Commencez avec une dose plus faible et augmentez progressivement pour évaluer la tolérance.

Racine de réglisse (Glycyrrhiza glabra):

- **Les usages**: La racine de réglisse est utilisée pour lutter contre la fatigue, soutenir la fonction surrénale et améliorer la vitalité globale.

- **Mécanisme**: Contient de la glycyrrhizine, qui aide à réguler les niveaux de cortisol et soutient la santé des surrénales. Possède également des propriétés anti-inflammatoires et stimulantes du système immunitaire.

- **Préparation**: Disponible sous forme de thé, de teinture ou de capsule. Une dose typique est de 1 à 2 grammes de racine séchée ou de 30 à 60 gouttes de teinture par jour.

- **Considérations**: Une utilisation prolongée peut entraîner une élévation de la tension artérielle et une diminution des taux de potassium. Utilisez-le avec prudence si vous souffrez d'hypertension ou de maladie cardiaque et consultez un professionnel de la santé pour une utilisation à long terme.

Routines de vitalité quotidiennes

L'incorporation d'herbes énergisantes dans les routines quotidiennes, ainsi que dans les pratiques de style de vie, peut augmenter considérablement la vitalité et les niveaux d'énergie globaux :

1. Rituels du matin:

- **Tisane ou Smoothie**: Commencez la journée avec une tasse de tisane énergisante ou un smoothie mélangé à de la poudre de maca et de l'extrait de ginseng.

- **Étirement et mouvement**: Pratiquez des étirements doux ou une routine d'exercices matinaux rapides pour stimuler la circulation sanguine et réveiller le corps.

- **Pratique de la pleine conscience**: Passez quelques minutes en méditation ou en respiration profonde pour donner un ton positif à la journée et réduire le stress.

2. Alimentation équilibrée:

- **Petit-déjeuner nutritif**: Incluez un petit-déjeuner équilibré, riche en protéines, en graisses saines et en glucides complexes pour maintenir les niveaux d'énergie tout au long de la journée.

- **Hydratation**: Buvez beaucoup d'eau tout au long de la journée pour rester hydraté et soutenir votre énergie globale.

3. Boost de midi:

- **Suppléments à base de plantes**: Prenez une dose de teinture de ginseng ou de racine de réglisse pendant la crise de milieu d'après-midi pour maintenir les niveaux d'énergie.

- **Exercice léger**: Intégrez une courte marche ou un exercice léger pour redynamiser et interrompre les périodes de sédentarité.

4. Gestion du stress:

- **Herbes adaptogènes**: Incorporez des adaptogènes comme l'ashwagandha ou le basilic sacré pour aider à gérer le stress et soutenir la santé des surrénales.

- **Techniques de relaxation**: Pratiquez des techniques de relaxation telles que le yoga, le tai-chi ou la relaxation musculaire progressive pour réduire le stress et améliorer la vitalité.

5. Détente en soirée:

- **Tisane apaisante**: Terminez la journée avec une tisane apaisante comme la camomille ou la lavande pour favoriser la relaxation et améliorer la qualité du sommeil.

- **Hygiène du sommeil**: Établissez une routine de sommeil cohérente, créez un environnement reposant et visez 7 à 9 heures de sommeil de qualité chaque nuit.

6. Exercice régulier:

- **Cohérence**: Pratiquez une activité physique régulière comme la marche, la natation ou la danse pour augmenter votre niveau d'énergie et améliorer votre santé globale.

- **Variété**: Incluez un mélange d'exercices cardiovasculaires, de force et de flexibilité pour que la routine reste agréable et complète.

7. Désintoxication périodique:

- **Détox à base de plantes**: Incorporez périodiquement des herbes détoxifiantes comme le pissenlit ou le chardon-Marie pour soutenir la santé du foie et la vitalité globale.

- **Manger sainement**: Privilégiez les aliments entiers et non transformés et minimisez votre consommation de sucre, de caféine et d'alcool.

Stimuler la vitalité et l'énergie consiste à nourrir votre corps, votre esprit et votre esprit grâce à une approche holistique. En comprenant les causes sous-jacentes de la fatigue et en incorporant des herbes énergisantes et des modes de vie sains à votre routine quotidienne, vous pouvez atteindre des niveaux d'énergie soutenus et un bien-être général amélioré. Consultez toujours un professionnel de la santé avant de commencer tout nouveau régime à base de plantes, surtout si vous avez des problèmes de santé sous-jacents ou si vous prenez d'autres médicaments. Grâce au pouvoir naturel des plantes médicinales et à une vie en pleine conscience, vous pouvez vivre une vie pleine d'énergie et de vitalité.

Chapitre 5:
Remèdes à base de plantes pour la peau et la beauté

Problèmes de peau courants et leurs solutions à base de plantes

Les femmes sont souvent confrontées à divers problèmes de peau dus aux changements hormonaux, aux facteurs environnementaux et aux choix de mode de vie. Les remèdes à base de plantes offrent des solutions naturelles et efficaces pour maintenir une peau saine et répondre aux problèmes courants.

1. Acné:

- **Causes**: Déséquilibres hormonaux, production excessive de sébum, bactéries et pores obstrués.

- **Solutions à base de plantes**:

    - **Huile d'arbre à thé**: Possède des propriétés antibactériennes qui aident à réduire les bactéries responsables de l'acné.

    - **Calendula**: Anti-inflammatoire et cicatrisante, aide à apaiser les peaux irritées.

- o **Aloé Véra**: Réduit l'inflammation et accélère la cicatrisation des lésions acnéiques.

2. Eczéma et dermatite:

- **Causes**: Réactions allergiques, facteurs génétiques, stress et irritants.

- **Solutions à base de plantes**:

    - o **Camomille**: Anti-inflammatoire et apaisant, aide à réduire les rougeurs et les irritations.

    - o **Calendula**: Favorise la cicatrisation et réduit l'inflammation.

    - o **Gruau**: Hydratant et apaisant, souvent utilisé dans les bains pour soulager les démangeaisons.

3. Peau sèche:

- **Causes**: Facteurs environnementaux, déshydratation et vieillissement.

- **Solutions à base de plantes**:

    - o **Aloé Véra**: Hydrate et apaise la peau sèche.

o **Huile de noix de coco**: Hydratant et protecteur, aide à retenir l'humidité de la peau.

o **Lavande**: Calmant et hydratant, possède également de légères propriétés antibactériennes.

4. Hyperpigmentation:

- **Causes**: Exposition au soleil, changements hormonaux et inflammation cutanée.

- **Solutions à base de plantes**:

  o **Racine de réglisse**: Contient de la glabridine, qui inhibe la production de mélanine et éclaircit les taches brunes.

  o **Curcuma**: Anti-inflammatoire et éclaircissant, aide à réduire la pigmentation.

  o **Aloé Véra**: Favorise la cicatrisation et éclaircit les taches brunes.

5. Vieillissement et rides:

- **Causes**: Exposition au soleil, perte de collagène et d'élastine et dommages environnementaux.

- **Solutions à base de plantes**:

  - **Huile de rose musquée**: Riche en vitamines A et C, favorise la production de collagène et la régénération cutanée.

  - **Thé vert**: Contient des antioxydants qui protègent contre les dommages causés par les UV et réduisent les signes du vieillissement.

  - **Ginseng**: Améliore l'élasticité de la peau et réduit les rides.

Herbes pour une peau saine

Souci (Calendula officinalis):

- **Les usages**: Connu pour ses propriétés anti-inflammatoires, antiseptiques et cicatrisantes, le Calendula est excellent pour apaiser les peaux irritées, réduire l'inflammation et favoriser la cicatrisation des plaies.

- **Mécanisme**: Contient des flavonoïdes et des triterpénoïdes qui réduisent l'inflammation et favorisent la régénération des tissus.

- **Préparation**: Souvent utilisé comme huile infusée, pommade ou crème. Pour préparer une huile infusée, faites tremper les fleurs de calendula séchées dans de l'huile de support (comme l'huile d'olive) pendant plusieurs semaines.

- **Considérations**: Généralement sans danger pour tous les types de peau. Effectuez un test cutané si vous avez la peau sensible.

Aloe Vera (Aloe barbadensis miller):

- **Les usages**: L'Aloe Vera est réputée pour ses propriétés apaisantes, hydratantes et cicatrisantes, ce qui la rend idéale pour traiter les brûlures, l'acné et la peau sèche.

- **Mécanisme**: Contient des vitamines, des minéraux et des polysaccharides qui favorisent la cicatrisation de la peau, réduisent l'inflammation et procurent une hydratation en profondeur.

- **Préparation**: Utilisez le gel directement issu de la plante ou achetez du gel d'Aloe Vera pur. Appliquer sur la peau selon les besoins.

- **Considérations**: Généralement sans danger pour une utilisation topique. Effectuez un test cutané si vous avez la peau sensible.

Huile d'arbre à thé (Melaleuca alternifolia):

- **Les usages**: L'huile d'arbre à thé est largement utilisée pour ses propriétés antibactériennes, antifongiques et anti-inflammatoires, ce qui la rend efficace contre l'acné, les infections fongiques et les coupures mineures.

- **Mécanisme**: Contient des terpènes qui tuent les bactéries et les champignons, réduisent l'inflammation et favorisent la guérison.

- **Préparation**: Diluer avec une huile de support (comme l'huile de coco ou de jojoba) avant d'appliquer sur la peau. Utilisez 1 à 2 gouttes d'huile d'arbre à thé par cuillère à soupe d'huile de support.

- **Considérations**: Peut être irritant s'il est utilisé non dilué. Évitez d'utiliser près des yeux et sur les zones sensibles de la peau.

Traitements de beauté à base de plantes

Créer vos propres soins de beauté à base de plantes à la maison peut être enrichissant et efficace. Voici quelques recettes DIY simples et nourrissantes :

Masques DIY:

1. Masque hydratant à l'aloe vera et au miel:

- **Ingrédients**: 2 cuillères à soupe de gel d'Aloe Vera, 1 cuillère à soupe de miel brut.

- **Préparation**: Mélangez le gel d'Aloe Vera et le miel dans un bol jusqu'à ce que le tout soit bien mélangé.

- **Application**: Appliquez le mélange sur votre visage en évitant le contour des yeux. Laissez agir 15 à 20 minutes avant de rincer à l'eau tiède.

- **Avantages**: Ce masque hydrate et apaise la peau, la laissant douce et éclatante.

2. Masque anti-acné à l'arbre à thé et à l'argile verte:

- **Ingrédients**: 2 cuillères à soupe d'argile verte, 3-4 gouttes d'huile d'arbre à thé, suffisamment d'eau ou de gel d'Aloe Vera pour faire une pâte.

- **Préparation**: Mélangez l'argile verte et l'huile de Tea Tree. Ajoutez de l'eau ou du gel d'Aloe Vera pour former une pâte lisse.

- **Application**: Appliquez le masque sur votre visage en évitant le contour des yeux. Laissez agir 10 à 15 minutes avant de rincer à l'eau tiède.

- **Avantages**: Ce masque aide à absorber l'excès de sébum, à désobstruer les pores et à réduire les poussées d'acné.

3. Masque éclaircissant au curcuma et au yaourt:

- **Ingrédients**: 1 cuillère à café de poudre de curcuma, 2 cuillères à soupe de yaourt nature.

- **Préparation**: Mélangez la poudre de curcuma et le yaourt jusqu'à ce que le tout soit bien mélangé.

- **Application**: Appliquez le mélange sur votre visage en évitant le contour des yeux. Laissez agir 10 à 15 minutes avant de rincer à l'eau tiède.

- **Avantages**: Ce masque illumine le teint et réduit la pigmentation et l'inflammation.

Huiles infusées à base de plantes :

Les huiles infusées à base de plantes peuvent être utilisées pour le massage, l'hydratation et comme base pour d'autres produits de soin de la peau.

1. Huile infusée au calendula:

- **Ingrédients**: Fleurs de calendula séchées, huile de support (comme l'huile d'olive ou de jojoba).

- **Préparation**: Remplissez un pot de fleurs de calendula séchées et recouvrez d'huile de support. Fermez le pot et placez-le dans un endroit ensoleillé pendant 4 à 6 semaines, en le secouant de temps en temps. Filtrez l'huile à travers une étamine ou une passoire à mailles fines et conservez-la dans une bouteille en verre foncé.

- **Les usages**: Utiliser comme hydratant, huile de massage ou ingrédient dans des pommades et lotions maison.

- **Avantages**: Cette huile est apaisante, cicatrisante et anti-inflammatoire, parfaite pour les peaux sensibles ou irritées.

2. Huile infusée à la lavande:

- **Ingrédients**: Fleurs de lavande séchées, huile de support (comme l'huile d'amande ou de pépins de raisin).

- **Préparation**: Remplissez un pot de fleurs de lavande séchées et recouvrez d'huile de support. Fermez le pot et placez-le dans un endroit ensoleillé pendant 4 à 6 semaines, en le secouant de temps en temps. Filtrez l'huile à travers une étamine ou une passoire à mailles fines et conservez-la dans une bouteille en verre foncé.

- **Les usages**: Utiliser comme huile de massage apaisante, dans les bains ou comme crème hydratante.

- **Avantages**: Cette huile est calmante, apaisante et hydratante, idéale pour détendre et nourrir la peau.

3. Huile infusée à la camomille:

- **Ingrédients**: Fleurs de camomille séchées, huile de support (comme l'huile de tournesol ou d'amande douce).

- **Préparation**: Remplissez un pot de fleurs de camomille séchées et recouvrez d'huile de support. Fermez le pot et placez-le dans un endroit ensoleillé pendant 4 à 6 semaines, en le secouant de temps en temps. Filtrez l'huile à travers une étamine ou une passoire à mailles fines et conservez-la dans une bouteille en verre foncé.

- **Les usages**: Utiliser comme huile de massage apaisante, dans les bains ou comme crème hydratante.

- **Avantages**: Cette huile est apaisante et anti-inflammatoire, parfaite pour calmer les peaux irritées ou sensibles.

Les remèdes à base de plantes offrent une approche naturelle et efficace pour maintenir une peau saine et belle. En comprenant les problèmes de peau courants et leurs solutions à base de plantes, et en incorporant des traitements nourrissants à base de plantes à votre routine de soins de la peau, vous pouvez obtenir un teint radieux et sain. Consultez toujours un professionnel de la santé ou un dermatologue avant de commencer tout nouveau régime à base de plantes, surtout si vous souffrez de maladies cutanées sous-jacentes ou si vous prenez d'autres médicaments. Profitez du pouvoir de la nature pour améliorer naturellement votre peau et votre beauté.

Chapitre 6:
Santé digestive et détoxification
L'importance de la santé intestinale

La santé intestinale est la pierre angulaire du bien-être général. Le système digestif décompose non seulement les aliments et absorbe les nutriments, mais joue également un rôle crucial dans le système immunitaire, la régulation hormonale et la santé mentale. Une mauvaise santé intestinale peut entraîner une multitude de problèmes, notamment :

1. Troubles digestifs:

- **Syndrome du côlon irritable (SCI)**: Caractérisé par des douleurs abdominales, des ballonnements et des habitudes intestinales altérées.

- **Maladie inflammatoire de l'intestin (MII)**: Comprend la maladie de Crohn et la colite ulcéreuse, qui provoquent une inflammation chronique du tractus gastro-intestinal.

- **Reflux gastro-œsophagien (RGO)**: Une condition dans laquelle l'acide gastrique retourne fréquemment dans l'œsophage, provoquant des brûlures d'estomac et d'autres symptômes.

2. Carences nutritionnelles:

- Une mauvaise digestion et une mauvaise absorption peuvent entraîner des carences en vitamines et minéraux essentiels, affectant la santé et la vitalité globales.

3. Fonction immunitaire:

- L'intestin abrite une partie importante du système immunitaire. Un déséquilibre de la flore intestinale peut affaiblir la réponse immunitaire et augmenter la susceptibilité aux infections.

4. Santé mentale:

- L'axe intestin-cerveau est un réseau de communication reliant l'intestin et le cerveau. La santé intestinale a un impact significatif sur l'humeur et la santé mentale, les déséquilibres contribuant à l'anxiété et à la dépression.

5. Désintoxication:

- Le foie et les reins, parties intégrantes du système digestif, sont les principaux organes de détoxification. Un intestin sain soutient leur fonction, facilitant l'élimination des toxines du corps.

L'amélioration de la santé intestinale implique une approche holistique, comprenant des changements alimentaires, la gestion du stress et l'utilisation d'herbes bénéfiques.

Herbes pour la digestion

Les herbes sont utilisées depuis des siècles pour soutenir la santé digestive. Voici quelques herbes clés qui peuvent faciliter la digestion et atténuer les problèmes digestifs courants :

Menthe poivrée (Mentha piperita):

- **Les usages**: La menthe poivrée est largement utilisée pour soulager les symptômes du SCI, notamment les douleurs abdominales, les ballonnements et les gaz. Cela aide également en cas d'indigestion et de nausées.

- **Mécanisme**: Contient du menthol, qui possède des propriétés antispasmodiques qui détendent les muscles du tractus gastro-intestinal et réduisent les spasmes.

- **Préparation**: Consommé sous forme de thé, de capsule ou d'huile essentielle. Pour le thé, faites infuser 1 à 2 cuillères à café de feuilles de menthe poivrée séchées dans de l'eau chaude pendant 10 minutes. Les capsules contenant de l'huile de menthe poivrée à enrobage entérosoluble sont souvent utilisées pour le SCI.

- **Considérations**: Généralement sans danger pour la plupart des gens. Évitez l'huile de menthe poivrée chez les personnes atteintes de RGO, car elle pourrait aggraver les symptômes.

Gingembre (Zingiber officinale):

- **Les usages**: Le gingembre est efficace contre les nausées, les vomissements, l'indigestion et le mal des transports. Il permet également de stimuler la digestion et de réduire les ballonnements.

- **Mécanisme**: Contient du gingérol et du shogaol, des composés qui améliorent la motilité gastrique, réduisent l'inflammation et soulagent les nausées.

- **Préparation**: Le gingembre frais peut être râpé et ajouté aux aliments ou infusé sous forme de thé. Des capsules et des teintures de gingembre sont également disponibles. Pour le thé, faites infuser 1 à 2 cuillères à café de gingembre frais râpé dans de l'eau chaude pendant 10 à 15 minutes.

- **Considérations**: Généralement sans danger mais peut provoquer des brûlures d'estomac chez certaines personnes. Consultez un professionnel de la santé si vous êtes enceinte ou si vous prenez des médicaments anticoagulants.

Fenouil:

- **Les usages**: Les graines de fenouil sont couramment utilisées pour soulager les ballonnements, les gaz et l'indigestion. Ils contribuent également à stimuler l'appétit et à favoriser la digestion.

- **Mécanisme**: Contient de l'anéthole, qui possède des propriétés carminatives qui aident à réduire les gaz et les ballonnements en relaxant les muscles gastro-intestinaux.

- **Préparation**: Consommé sous forme de thé ou mâché directement. Pour le thé, faites infuser 1 à 2 cuillères à café de graines de fenouil broyées dans de l'eau chaude pendant 10 minutes.

- **Considérations**: Généralement sans danger pour la plupart des gens. A éviter si vous êtes allergique aux plantes de la famille des carottes.

Herbes détoxifiantes

Les herbes détoxifiantes soutiennent le foie, les reins et d'autres organes impliqués dans les processus naturels de détoxification du corps. Voici quelques herbes détoxifiantes clés :

Pissenlit (Taraxacum officinale):

- **Les usages**: La racine et les feuilles de pissenlit sont utilisées pour soutenir la fonction hépatique, favoriser la détoxification et agir comme diurétique pour éliminer les toxines.

- **Mécanisme**: Riche en vitamines et minéraux, le pissenlit améliore la production de bile, facilitant la digestion et l'élimination des toxines. Il possède également des propriétés diurétiques qui augmentent le débit urinaire et aident à éliminer les déchets.

- **Préparation**: Consommé sous forme de thé, de teinture ou de capsule. Pour le thé, faites infuser 1 à 2 cuillères à café de racine ou de feuilles de pissenlit séchées dans de l'eau chaude pendant 10 à 15 minutes.

- **Considérations**: Généralement sans danger pour la plupart des gens. Consultez un professionnel de la santé si vous avez des problèmes de vésicule biliaire ou si vous you prenez des diurétiques.

Chardon-Marie (Silybum marianum):

- **Les usages**: Le chardon-Marie est réputé pour ses propriétés protectrices du foie, aidant à détoxifier et régénérer les cellules hépatiques.

- **Mécanisme**: Contient de la silymarine, un composé qui protège les cellules hépatiques des toxines et favorise la régénération. Il possède également des propriétés antioxydantes et anti-inflammatoires.

- **Préparation**: Disponible sous forme de thé, de teinture ou de capsule. Une dose typique est de 200 à 400 mg d'extrait de silymarine standardisé par jour.

- **Considérations**: Généralement sans danger pour la plupart des gens. Consultez un professionnel de la santé si vous avez des antécédents de troubles hormono-sensibles.

Racine de bardane (Arctium lappa):

- **Les usages**: La racine de bardane est utilisée pour purifier le sang, soutenir la fonction hépatique et favoriser une peau saine.

- **Mécanisme**: Contient de l'inuline, une fibre prébiotique qui soutient la santé intestinale, et des composés qui favorisent la détoxification et ont des effets diurétiques.

- **Préparation**: Consommé sous forme de thé, de teinture ou ajouté aux soupes et aux ragoûts. Pour le thé, faites infuser 1 à 2 cuillères à café de racine de bardane séchée dans de l'eau chaude pendant 10 à 15 minutes.

- **Considérations**: Généralement sans danger pour la plupart des gens. A éviter si vous êtes allergique aux plantes de la famille des Astéracées.

Maintenir la santé digestive et soutenir les processus naturels de détoxification du corps sont essentiels au bien-être général. En incorporant des herbes comme la menthe poivrée, le gingembre et le fenouil pour la digestion, ainsi que le pissenlit, le chardon-Marie et la racine de bardane pour la détoxification, vous pouvez naturellement améliorer votre fonction digestive et favoriser une santé optimale. Consultez toujours un professionnel de la santé avant de commencer tout nouveau régime à base de plantes, surtout si vous avez des problèmes de santé sous-jacents ou si vous prenez d'autres médicaments. Profitez du pouvoir des remèdes à base de plantes pour soutenir naturellement votre santé intestinale et votre détoxification, favorisant ainsi une vie plus saine et plus équilibrée.

Chapitre 7:
Soutien à base de plantes pour la santé immunitaire
Comprendre le système immunitaire

Le système immunitaire est un réseau complexe de cellules, de tissus et d'organes qui travaillent ensemble pour défendre l'organisme contre les agents pathogènes nocifs, tels que les bactéries, les virus et les champignons. Il joue un rôle crucial dans le maintien de la santé et la prévention des maladies. Le système immunitaire peut être globalement classé en deux composants principaux :

1. Immunité innée:

- **Première ligne de défense**: Comprend les barrières physiques comme la peau et les muqueuses, ainsi que les cellules immunitaires comme les phagocytes et les cellules tueuses naturelles.

- **Réponse rapide**: Répond rapidement aux agents pathogènes et ne nécessite pas d'exposition préalable à l'envahisseur.

2. Immunité adaptative:

- **Défense Spécifique**: Implique les lymphocytes (cellules B et lymphocytes T) qui reconnaissent des antigènes spécifiques et s'en souviennent pour de futures attaques.

- **Réponse initiale plus lente**: Prend plus de temps à réagir initialement mais offre une protection durable grâce à la mémoire immunologique.

Fonctions clés du système immunitaire:

- **Identification**: Détecter et reconnaître les agents pathogènes.

- **Attaque**: Mobiliser les cellules immunitaires pour détruire les envahisseurs.

- **Mémoire**: Se souvenir des infections passées pour réagir plus rapidement à l'avenir.

- **Régulation**: Équilibrer les réponses immunitaires pour prévenir la suractivité (maladies auto-immunes) ou la sous-activité (immunodéficience).

Le maintien d'un système immunitaire sain implique une alimentation équilibrée, une activité physique régulière, un sommeil adéquat, une gestion du stress et, surtout, le soutien d'herbes stimulant le système immunitaire.

Herbes pour le soutien immunitaire

Les herbes sont utilisées depuis des siècles pour renforcer la fonction immunitaire et protéger contre les infections. Voici quelques herbes clés connues pour leurs propriétés de soutien immunitaire :

Échinacée (Echinacea purpurea):

- **Les usages**: L'échinacée est largement utilisée pour prévenir et traiter les infections des voies respiratoires supérieures, telles que le rhume et la grippe. Cela aide également à réduire la durée et la gravité des symptômes.

- **Mécanisme**: Contient des composés actifs comme des alkamides, des polysaccharides et des glycoprotéines qui stimulent les cellules immunitaires, améliorent la phagocytose et augmentent la production d'interférons.

- **Préparation**: Disponible sous forme de thé, teinture, capsule ou extrait. Pour le thé, faites infuser 1 à 2 cuillères à café d'échinacée séchée dans de l'eau chaude pendant 10 à 15 minutes. Les teintures sont généralement dosées à raison de 2 à 4 ml, trois fois par jour.

- **Considérations**: Généralement sans danger pour une utilisation à court terme. A éviter si vous avez des allergies aux plantes de la famille des Astéracées ou des maladies auto-immunes.

Sureau (Sambucus nigra):

- **Les usages**: Le sureau est utilisé pour prévenir et traiter les infections virales, notamment la grippe et le rhume. Il possède des propriétés antivirales et immunomodulatrices.

- **Mécanisme**: Riche en flavonoïdes, notamment en anthocyanes, qui inhibent la réplication des virus et renforcent la réponse immunitaire. Il augmente également la production de cytokines, renforçant ainsi l'activité immunitaire.

- **Préparation**: Disponible sous forme de sirop, d'extrait, de capsule ou de thé. Pour le sirop, suivez les instructions de dosage figurant sur l'étiquette du produit. Pour le thé, faites infuser 1 à 2 cuillères à café de baies de sureau séchées dans de l'eau chaude pendant 10 à 15 minutes.

- **Considérations**: Généralement sûr lorsqu'il est utilisé correctement. Les baies de sureau crues contiennent des composés toxiques et doivent toujours être cuites avant consommation.

Astragale (Astragalus membranaceus):

- **Les usages**: L'astragale est utilisé pour renforcer la fonction immunitaire globale, améliorer la résistance aux infections et favoriser la guérison d'une maladie.

- **Mécanisme**: Contient des saponines, des flavonoïdes et des polysaccharides qui stimulent les cellules immunitaires, augmentent la production d'anticorps et améliorent l'activité antivirale.

- **Préparation**: Disponible sous forme de thé, teinture, capsule ou extrait. Pour le thé, laissez mijoter 1 à 2 cuillères à café de racine d'astragale séchée dans l'eau pendant 20 à 30 minutes. Les teintures sont généralement dosées à raison de 2 à 4 ml, trois fois par jour.

- **Considérations**: Généralement sans danger pour une utilisation à long terme. Évitez si vous souffrez de maladies auto-immunes ou si vous prenez des médicaments immunosuppresseurs.

Stratégies préventives à base de plantes

En plus d'utiliser des herbes spécifiques pour soutenir le système immunitaire, l'intégration de stratégies préventives à base de plantes peut aider à maintenir un système immunitaire robuste et à réduire le risque d'infections.

1. Tisanes et toniques:

- **Thé immunitaire quotidien**: Mélangez des parts égales d'échinacée, de sureau et d'astragale avec d'autres herbes de soutien comme le gingembre et la réglisse. Boire quotidiennement pour soutenir la santé immunitaire.

- **Cidre de feu**: Un tonique traditionnel à base de vinaigre de cidre de pomme infusé d'herbes et d'épices stimulant le système immunitaire comme l'ail, le gingembre, le raifort et le poivre de Cayenne. Prendre 1 à 2 cuillères à soupe par jour à titre préventif.

2. Herbes adaptogènes:

- **Ashwagandha (Withania somnifera)**: Soutient la santé globale, réduit le stress et améliore la fonction immunitaire.

- **Rhodiole (Rhodiola rosea)**: Aide le corps à s'adapter au stress, améliore les niveaux d'énergie et soutient la santé immunitaire.

- **Tulsi (basilic sacré)**: Également connu sous le nom de basilic sacré, il aide à réduire le stress, à soutenir la santé respiratoire et à renforcer l'immunité.

3. Herbes nutritives:

- **Ortie (Urtica dioica)**: Riche en vitamines et minéraux, soutient la santé et la vitalité globales.

- **Paille d'avoine (Avena sativa)**: Fournit des nutriments essentiels et soutient la santé du système nerveux.

4. Soutien probiotique et prébiotique:

- **Probiotiques**: Bactéries bénéfiques qui soutiennent la santé intestinale et la fonction immunitaire. Présent dans les aliments fermentés comme le yaourt, le kéfir, la choucroute et le kimchi.

- **Prébiotiques**: Fibres non digestibles qui nourrissent les bactéries intestinales bénéfiques. Présent dans des aliments comme l'ail, les oignons, les poireaux, les asperges et les bananes.

5. Pratiques de style de vie:

- **Régime équilibré**: Privilégiez les aliments entiers, riches en nutriments, riches en vitamines, minéraux et antioxydants. Incluez beaucoup de fruits, de légumes, de grains entiers, de protéines maigres et de graisses saines.

- **Exercice régulier**: Pratiquez une activité physique modérée pour stimuler la circulation, réduire le stress et soutenir la fonction immunitaire.

- **Un sommeil suffisant**: Visez 7 à 9 heures de sommeil de qualité chaque nuit pour permettre au corps de se reposer et de se réparer.

- **La gestion du stress**: Pratiquez des techniques de réduction du stress comme la méditation, le yoga, la respiration profonde et passer du temps dans la nature.

- **Bonne hygiène**: Lavez-vous les mains régulièrement, évitez de vous toucher le visage et maintenez un milieu de vie propre pour réduire le risque d'infections.

Soutenir le système immunitaire avec des remèdes à base de plantes et des stratégies préventives est un moyen efficace de maintenir la santé et de prévenir les maladies. En incorporant des herbes stimulant le système immunitaire comme l'échinacée, le sureau et l'astragale à votre routine quotidienne, ainsi que des herbes adaptogènes et nutritives, vous pouvez renforcer les défenses naturelles de votre corps. De plus, l'adoption d'un mode de vie sain, riche en aliments nutritifs, en exercice régulier, en sommeil adéquat et en gestion du stress, améliorera encore davantage votre santé immunitaire. Consultez toujours un professionnel de la santé avant de commencer tout nouveau régime à base de plantes, surtout si vous avez des problèmes de santé sous-jacents ou si vous prenez d'autres médicaments. Profitez du pouvoir de la nature pour soutenir naturellement votre système immunitaire et votre bien-être général.

Chapitre 8 :
Clarté mentale et santé cognitive
Nootropiques à base de plantes

Les nootropiques sont des substances qui améliorent les fonctions cognitives, en particulier les fonctions exécutives, la mémoire, la créativité ou la motivation, chez les individus en bonne santé. Les nootropiques à base de plantes sont traditionnellement utilisés pour améliorer la clarté mentale, la concentration et la santé cognitive. Voici quelques nootropiques à base de plantes clés :

Ginkgo biloba (Ginkgo biloba):

- **Les usages**: Le Ginkgo Biloba est largement utilisé pour améliorer la mémoire, améliorer la fonction cognitive et augmenter la vigilance mentale. Il est également connu pour son potentiel à lutter contre le déclin cognitif lié à l'âge et à des pathologies telles que la démence et la maladie d'Alzheimer.

- **Mécanisme**: Le Ginkgo biloba contient des flavonoïdes et des terpénoïdes, qui possèdent des propriétés antioxydantes qui protègent les cellules nerveuses. Il améliore le flux sanguin vers le cerveau et renforce la plasticité neuronale.

- **Préparation**: Disponible sous forme de capsules, comprimés, teintures et thés. La dose recommandée est généralement de 120 à 240 mg par jour d'extrait standardisé, répartie en deux ou trois doses.

- **Considérations**: Généralement sans danger pour la plupart des gens. Cependant, il peut interagir avec les médicaments anticoagulants et augmenter le risque de saignement.

Bacopa Monnieri:

- **Les usages**: Bacopa Monnieri, également connu sous le nom de Brahmi, est utilisé pour améliorer la mémoire, l'apprentissage et la concentration. Il possède des propriétés adaptogènes qui aident à réduire l'anxiété et le stress.

- **Mécanisme**: Contient des bacosides, qui améliorent la communication entre les neurones, réparent les neurones endommagés et protègent les cellules cérébrales du stress oxydatif. Il augmente également les niveaux de neurotransmetteurs comme la sérotonine.

- **Préparation**: Disponible sous forme de capsules, comprimés, poudres et teintures. La dose recommandée est généralement de

300 à 450 mg par jour d'extrait standardisé contenant 50 % de bacosides.

- **Considérations**: Généralement sans danger pour la plupart des gens. Certaines personnes peuvent ressentir des troubles digestifs. Consultez un professionnel de la santé si vous êtes enceinte, si vous allaitez ou si vous prenez des médicaments.

Gotu Kola (Centella asiatica):

- **Les usages**: Gotu Kola est utilisé pour améliorer la fonction cognitive, améliorer la mémoire et favoriser la clarté mentale. Il est également connu pour ses effets calmants et sa capacité à réduire l'anxiété.

- **Mécanisme**: Contient des triterpénoïdes, qui améliorent la fonction cognitive en favorisant la neurogenèse et la plasticité synaptique. Il améliore également la circulation sanguine vers le cerveau et possède des propriétés antioxydantes.

- **Préparation**: Disponible sous forme de capsules, comprimés, teintures et thés. La dose recommandée est généralement de 500 à 1 000 mg d'herbe séchée ou de 30 à 60 gouttes de teinture par jour.

- **Considérations**: Généralement sans danger pour la plupart des gens. Certaines personnes peuvent ressentir des maux de tête ou des étourdissements. Évitez si vous êtes enceinte, si vous allaitez ou si vous souffrez d'une maladie du foie.

Huiles essentielles pour la concentration et la mémoire

Les huiles essentielles sont des extraits de plantes hautement concentrés qui peuvent soutenir les fonctions cognitives grâce à leurs propriétés aromatiques. Voici quelques huiles essentielles connues pour améliorer la concentration et la mémoire :

Romarin (Rosmarinus officinalis):

- **Les usages**: L'huile essentielle de romarin est utilisée pour améliorer la concentration, améliorer la mémoire et augmenter la vigilance mentale. Il est également connu pour ses effets tonifiants et revigorants.

- **Mécanisme**: Contient des composés tels que le 1,8-cinéole et le camphre, qui stimulent le système nerveux central et améliorent le flux sanguin vers le cerveau. L'inhalation aromatique d'huile essentielle de romarin peut améliorer les performances cognitives et l'humeur.

- **Préparation**: Utiliser dans des diffuseurs d'aromathérapie, appliquer localement (dilué dans une huile de support) ou inhaler directement à partir du flacon. Ajoutez 3 à 5 gouttes dans un diffuseur ou mélangez avec une huile de support pour une application topique.

- **Considérations**: Généralement sans danger pour la plupart des gens. A éviter pendant la grossesse et ne pas utiliser chez les nourrissons ou les jeunes enfants. Toujours diluer avant utilisation topique.

Menthe poivrée (Mentha piperita):

- **Les usages**: L'huile essentielle de menthe poivrée est utilisée pour améliorer la concentration, améliorer la clarté mentale et augmenter la vigilance. Son arôme rafraîchissant et stimulant peut aider à réduire la fatigue mentale.

- **Mécanisme**: Contient du menthol, qui a des effets stimulants sur le cerveau et peut améliorer les performances cognitives et la mémoire. Il améliore également la circulation sanguine et l'oxygénation du cerveau.

- **Préparation**: Utiliser dans des diffuseurs d'aromathérapie, appliquer localement (dilué dans une huile de support) ou inhaler directement à partir du flacon. Ajoutez 3 à 5 gouttes dans un diffuseur ou mélangez avec une huile de support pour une application topique.

- **Considérations**: Généralement sans danger pour la plupart des gens. Évitez d'utiliser chez les enfants de moins de 6 ans et toujours diluer avant une utilisation topique. Peut provoquer une irritation cutanée chez les personnes sensibles.

Mélisse (Melissa officinalis):

- **Les usages**: L'huile essentielle de mélisse est utilisée pour améliorer la fonction cognitive, améliorer la mémoire et favoriser la relaxation. Il a des effets calmants et édifiants qui peuvent aider à réduire l'anxiété et à améliorer l'humeur.

- **Mécanisme**: Contient des composés tels que l'acide rosmarinique et le citral, qui ont des propriétés neuroprotectrices et antioxydantes. Il module également l'activité des neurotransmetteurs, améliorant ainsi les performances cognitives et réduisant le stress.

- **Préparation**: Utiliser dans des diffuseurs d'aromathérapie, appliquer localement (dilué dans une huile de support) ou inhaler directement à partir du flacon. Ajoutez 3 à 5 gouttes dans un diffuseur ou mélangez avec une huile de support pour une application topique.

- **Considérations**: Généralement sans danger pour la plupart des gens. Évitez d'utiliser chez les enfants de moins de 6 ans et toujours diluer avant une utilisation topique. Peut provoquer une irritation cutanée chez les personnes sensibles.

Intégrer des stratégies à base de plantes et aromatiques

La combinaison de nootropiques à base de plantes et d'huiles essentielles peut fournir une approche globale pour améliorer la clarté mentale et la santé cognitive. Voici quelques stratégies pour intégrer ces remèdes naturels à votre routine quotidienne :

1. Routine du matin:

- **Thé aux herbes**: Commencez votre journée avec une tasse de tisane à base d'un mélange de ginkgo biloba, de bacopa monnieri et de gotu kola. Cela peut aider à améliorer les fonctions cognitives et la clarté mentale pour la journée à venir.

- **Diffusion d'huiles essentielles**: Utilisez un diffuseur d'huiles essentielles de romarin et de menthe poivrée dans votre espace de travail ou votre bureau à domicile pour améliorer la concentration et la vigilance.

2. Séances d'étude ou de travail:

- **Suppléments à base de plantes**: Prenez des extraits standardisés de ginkgo biloba, de bacopa monnieri ou de gotu kola comme suppléments pour soutenir les performances cognitives et la mémoire.

- **Techniques d'inhalation**: Gardez une bouteille d'huile essentielle de menthe poivrée ou de romarin à votre bureau. Inspirez profondément à partir du flacon ou appliquez une goutte diluée sur vos poignets pour stimuler la concentration et réduire la fatigue mentale.

3. Routine du soir:

- **Thé apaisant**: Le soir, dégustez une tasse de thé à la mélisse pour favoriser la relaxation et améliorer la qualité du sommeil. Cela peut aider à réduire le stress et à améliorer la fonction cognitive le lendemain.

- **Détente Aromatique**: Diffusez l'huile essentielle de mélisse dans votre chambre ou utilisez-la dans un bain relaxant avant de vous coucher pour vous détendre et vous préparer à un sommeil réparateur.

4. Gestion du stress:

- **Herbes adaptogènes**: Incorporez des herbes adaptogènes comme l'ashwagandha et la rhodiola à votre routine pour réduire le stress et soutenir la santé cognitive.

- **Pratiques de pleine conscience**: Combinez l'utilisation d'huiles essentielles avec des pratiques de pleine conscience telles que la méditation ou des exercices de respiration profonde pour améliorer la clarté mentale et réduire le stress.

Soutenir la clarté mentale et la santé cognitive avec des nootropiques à base de plantes et des huiles essentielles peut être une approche naturelle et efficace pour améliorer les fonctions cérébrales. En incorporant des herbes comme le ginkgo biloba, le bacopa monnieri et le gotu kola, ainsi que des huiles essentielles comme le romarin, la menthe poivrée et la mélisse, vous pouvez améliorer la concentration, la mémoire et les performances cognitives globales. Consultez toujours un professionnel de la santé avant de commencer tout nouveau régime à base de plantes ou d'huiles essentielles, surtout si vous avez des problèmes de santé sous-jacents ou si vous prenez d'autres médicaments. Profitez du pouvoir des remèdes naturels pour soutenir votre santé cognitive et améliorer votre clarté mentale.

Chapitre 9 :
Remèdes à base de plantes pour la santé reproductive
Herbes stimulant la fertilité

La fertilité est un aspect complexe de la santé reproductive influencé par divers facteurs, notamment l'équilibre hormonal, l'ovulation, la qualité du sperme et l'état de santé général. Les plantes médicinales sont utilisées depuis des siècles pour favoriser la fertilité et augmenter les chances de conception. Voici quelques herbes clés qui stimulent la fertilité :

Feuille de framboisier rouge (Rubus idaeus):

- **Les usages**: La feuille de framboisier rouge est connue comme tonique utérin, favorisant la santé reproductive globale. Il est souvent utilisé pour tonifier l'utérus en vue de la conception et de la grossesse.

- **Mécanisme**: Contient de la fragarine, un alcaloïde qui aide à renforcer et tonifier les muscles de l'utérus, améliorant ainsi sa fonction. Il contient également des vitamines et des minéraux qui soutiennent la fertilité.

- **Préparation**: A consommer sous forme de thé ou sous forme de gélules. Pour le thé, faites infuser 1 à 2 cuillères à café de feuilles de framboisier rouge séchées dans de l'eau chaude pendant 10 à 15 minutes.

- **Considérations**: Généralement sans danger pour la plupart des gens. Évitez les doses élevées en début de grossesse.

Shatavari (Asparagus racemosus):

- **Les usages**: Le Shatavari est vénéré dans la médecine ayurvédique comme une plante rajeunissante pour la santé reproductive féminine. Il soutient l'équilibre hormonal, nourrit les organes reproducteurs et améliore la fertilité.

- **Mécanisme**: Contient des saponines et des phytoestrogènes qui régulent les niveaux hormonaux, notamment les œstrogènes, favorisant l'ovulation et soutenant le cycle menstruel. Il possède également des propriétés adaptogènes qui aident à réduire le stress.

- **Préparation**: Disponible sous forme de poudre, de capsule ou de teinture. La dose recommandée est généralement de 500 à 1 000 mg de poudre ou de 30 à 60 gouttes de teinture par jour.

- **Considérations**: Généralement sans danger pour la plupart des gens. À éviter pendant la grossesse sans consulter un professionnel de la santé.

Ortie (Urtica dioica):

- **Les usages**: L'ortie est une plante nutritive riche en vitamines, minéraux et antioxydants. Il soutient la santé globale et peut améliorer la fertilité en fournissant des nutriments essentiels.

- **Mécanisme**: Contient des vitamines A, C et K, ainsi que des minéraux comme le fer, le calcium et le magnésium, qui sont importants pour la santé reproductive. Il possède également des propriétés détoxifiantes qui soutiennent la fonction hépatique.

- **Préparation**: A consommer sous forme de thé, d'infusion ou dans des plats cuisinés. Pour le thé, faites infuser 1 à 2 cuillères à café de feuilles d'ortie séchées dans de l'eau chaude pendant 10 à 15 minutes.

- **Considérations**: Généralement sans danger pour la plupart des gens. Évitez une consommation excessive en raison de ses effets diurétiques.

Herbes pour la grossesse et le post-partum

La grossesse et le post-partum sont des périodes critiques dans le parcours reproductif d'une femme, nécessitant des soins et un soutien particuliers. Les remèdes à base de plantes peuvent jouer un rôle précieux dans la promotion d'une grossesse saine, dans le bien-être de la mère et dans la récupération post-partum. Voici quelques herbes essentielles pour la grossesse et le post-partum :

Gingembre (Zingiber officinale):

- **Les usages**: Le gingembre est couramment utilisé pour soulager les nausées et les vomissements pendant la grossesse, notamment les nausées matinales. Il facilite également la digestion et réduit l'inflammation.

- **Mécanisme**: Contient du gingérol et du shogaol, des composés qui aident à apaiser l'estomac et à soulager les nausées. Le gingembre possède également des propriétés antioxydantes et anti-inflammatoires.

- **Préparation**: Consommé sous forme de thé, de capsules ou de gingembre frais. Pour le thé, faites infuser 1 à 2 cuillères à café de gingembre frais râpé dans de l'eau chaude pendant 10 à 15 minutes.

- **Considérations**: Généralement sans danger pour la plupart des femmes enceintes lorsqu'il est utilisé en quantités modérées. Consultez un professionnel de la santé si vous avez des complications liées à la grossesse.

Paille d'avoine (Avena sativa):

- **Les usages**: La paille d'avoine est riche en nutriments et possède des propriétés nerveuses qui soutiennent le système nerveux et favorisent la relaxation. Il est bénéfique pendant la grossesse et après l'accouchement pour réduire le stress et l'anxiété.

- **Mécanisme**: Contient des vitamines B, des minéraux et des composés comme les avenanthramides, qui ont des effets calmants sur le système nerveux. La paille d'avoine aide à réduire le stress et à favoriser le bien-être émotionnel.

- **Préparation**: Consommé sous forme de thé, d'infusion ou de teinture. Pour le thé, faites infuser 1 à 2 cuillères à café de paille d'avoine séchée dans de l'eau chaude pendant 10 à 15 minutes.

- **Considérations**: Généralement sans danger pour la plupart des femmes enceintes et allaitantes. À éviter si vous souffrez d'une sensibilité au gluten ou d'une maladie cœliaque.

Fenugrec (Trigonella fenugrec):

- **Les usages**: Le fenugrec est connu pour ses propriétés galactagogue, favorisant la lactation et la production de lait chez les mères allaitantes. Il peut également aider à réguler la glycémie et à favoriser la récupération post-partum.

- **Mécanisme**: Contient des composés comme la diosgénine et le galactomannane, qui stimulent la production de lait en augmentant les niveaux de prolactine. Le fenugrec a également des effets anti-inflammatoires et antioxydants.

- **Préparation**: Consommé sous forme de capsules, de thé ou de graines. Pour le thé, faites infuser 1 à 2 cuillères à café de graines de fenugrec dans de l'eau chaude pendant 10 à 15 minutes.

- **Considérations**: Généralement sans danger pour la plupart des femmes qui allaitent lorsqu'il est utilisé en quantités modérées. A éviter si vous êtes allergique aux plantes de la famille des Fabacées.

Intégrer le soutien à base de plantes dans la santé reproductive

L'intégration de plantes médicinales dans votre régime de santé reproductive peut vous apporter un soutien naturel tout au long de votre parcours, de la préconception au post-partum. Voici quelques stratégies pour intégrer le soutien à base de plantes à votre routine :

1. Soins préconceptionnels:

- **Mélanges d'herbes**: Créez des mélanges d'herbes personnalisés combinant des herbes stimulant la fertilité comme la feuille de framboisier rouge, le shatavari et l'ortie pour soutenir la santé reproductive et préparer le corps à la conception.

- **Soutien nutritionnel**: Incorporez des aliments et des suppléments riches en nutriments pour optimiser la fertilité, notamment des vitamines, des minéraux et des acides gras oméga-3.

2. Soutien à la grossesse:

- **Soulagement des nausées**: Utilisez du thé ou des capsules de gingembre pour soulager les nausées et les vomissements pendant la grossesse. Les thés à la menthe poivrée et à la mélisse peuvent également aider à apaiser les maux d'estomac.

- **Infusions nutritives**: Boire des infusions nourrissantes de paille d'avoine ou d'ortie tout au long de la grossesse pour favoriser la santé globale et fournir les nutriments essentiels à la mère et au bébé.

3. Récupération post-partum:

- **Soutien à l'allaitement**: Consommez du thé ou des gélules de fenugrec pour favoriser la production de lait et soutenir l'allaitement. Le fenugrec peut également aider à la régulation hormonale et à la récupération post-partum.

- **Bien-être émotionnel**: Incorporez des herbes apaisantes comme la paille d'avoine et la camomille dans votre routine post-partum pour réduire le stress, l'anxiété et favoriser la relaxation.

Les remèdes à base de plantes offrent un soutien précieux à la santé reproductive, qu'il s'agisse d'améliorer la fertilité, de soutenir la grossesse ou de faciliter la récupération post-partum. En incorporant des herbes stimulant la fertilité comme la feuille de framboisier rouge, le shatavari et l'ortie dans les soins préconceptionnels, et en utilisant des herbes comme le gingembre, la paille d'avoine et le fenugrec pendant la grossesse et après l'accouchement, les femmes peuvent naturellement soutenir leur parcours reproductif. Consultez toujours un professionnel de la santé avant de commencer tout nouveau régime à base de plantes, surtout si vous avez des problèmes de santé sous-jacents ou si vous êtes enceinte ou si vous allaitez. Profitez du pouvoir des plantes médicinales pour promouvoir naturellement la santé reproductive et le bien-être.

Chapitre 10 :
Créer votre propre apothicaire à base de plantes
Outils et fournitures essentiels

Construire votre apothicairerie à base de plantes nécessite quelques outils et fournitures essentiels pour préparer et stocker efficacement les remèdes à base de plantes. Voici quelques éléments incontournables :

1. Mortier et pilon: Utilisé pour broyer des herbes en poudre ou les écraser pour libérer leurs propriétés médicinales.

2. Bocaux et bouteilles en verre: Indispensable pour conserver les herbes séchées, les teintures, les infusions et autres préparations à base de plantes. Choisissez du verre de couleur foncée pour protéger les herbes de l'exposition à la lumière.

3. Passoire ou étamine en acier inoxydable: Utilisé pour filtrer les infusions, décoctions et teintures à base de plantes afin d'éliminer les matières végétales.

4. Bain-marie ou bain-marie: Indispensable pour réchauffer doucement les herbes dans les huiles ou la cire d'abeille afin de réaliser des pommades et des baumes sans les brûler.

5. Cuillères et tasses à mesurer: Une mesure précise est cruciale pour préparer des remèdes à base de plantes avec cohérence et précision.

6. Fournitures d'étiquetage: Utilisez des étiquettes imperméables et un marqueur permanent pour étiqueter vos préparations à base de plantes avec l'herbe utilisée, la date de préparation et les instructions de dosage.

7. Conteneurs de stockage: Outre les bocaux en verre, pensez à avoir de petits récipients pour conserver les pommades, baumes et crèmes aux herbes.

Approvisionnement et stockage des herbes

La sélection d'herbes de haute qualité est essentielle pour l'efficacité et la sécurité de vos plantes médicinales. Voici quelques conseils pour vous procurer et conserver des herbes :

1. Approvisionnement:

- **Boutiques d'herbes locales**: Soutenez les herboristeries et les apothicaires locaux spécialisés dans les herbes biologiques provenant de sources durables.

- **Fournisseurs en ligne**: Choisissez des fournisseurs en ligne réputés qui fournissent des informations détaillées sur l'approvisionnement, la récolte et la transformation de leurs herbes.

- **Artisanat sauvage**: Récolter des herbes de manière éthique et durable dans votre jardin ou dans la nature nécessite une connaissance et un respect de l'environnement et des réglementations locales.

2. Stockage:

- **Frais, sombre et sec**: Conservez les herbes séchées dans des contenants hermétiques dans un endroit frais, sombre et sec pour préserver leur puissance et leur fraîcheur.

- **Étiquetage**: Étiquetez chaque contenant avec le nom de l'herbe, la date d'achat ou de récolte et toute instruction spécifique de stockage ou d'utilisation.

- **Rotation**: Faites régulièrement pivoter votre bouillon d'herbes pour garantir la fraîcheur et la puissance. Jetez toutes les herbes qui montrent des signes de moisissure, d'humidité ou d'infestation d'insectes.

Recettes et préparations de base

La maîtrise des préparations de base à base de plantes vous permet de créer une large gamme de remèdes pour divers problèmes de santé. Voici quelques recettes et préparations incontournables :

1. Teintures:

- **Ingrédients**: Herbes séchées, alcool (comme la vodka ou le brandy), pot en verre avec couvercle.

- **Processus**: Remplissez un bocal en verre d'herbes séchées et recouvrez d'alcool. Fermez le pot et laissez-le reposer pendant 4 à 6 semaines, en le secouant quotidiennement. Filtrer la teinture et conserver dans des bouteilles en verre.

- **Dosage**: Généralement, 30 à 60 gouttes diluées dans de l'eau, prises 2 à 3 fois par jour.

2. Infusions et décoctions:

- **Ingrédients**: Herbes séchées, eau, marmite en inox avec couvercle.

- **Infusions**: Versez de l'eau bouillante sur les herbes séchées, couvrez et laissez infuser 10 à 15 minutes. Filtrer et boire comme un thé.

- **Décoctions**: Laisser mijoter les herbes dans l'eau pendant 20 à 30 minutes, puis filtrer. Les décoctions sont utilisées pour les parties de plantes plus résistantes comme les racines, l'écorce et les graines.

3. Pommades et baumes à base de plantes:

- **Ingrédients**: Herbes séchées, huile de support (comme l'huile d'olive ou l'huile de coco), cire d'abeille, huiles essentielles (facultatif).

- **Processus**: Infuser les herbes dans l'huile au bain-marie, filtrer et mélanger avec de la cire d'abeille fondue. Ajoutez des huiles essentielles si vous le souhaitez. Verser dans des récipients et laisser refroidir et solidifier.

Intégrer des remèdes à base de plantes dans votre style de vie

L'intégration de plantes médicinales dans votre vie quotidienne peut favoriser la santé et le bien-être en général. Voici quelques façons d'intégrer les plantes médicinales à votre mode de vie :

1. Rituels du matin: Commencez votre journée avec une tasse de tisane ou quelques gouttes de teinture pour booster votre énergie, votre concentration ou votre immunité.

2. Pratiques de soins personnels: Utilisez des huiles ou des baumes infusés aux herbes pour des massages, des soins de la peau ou des rituels de relaxation afin de nourrir le corps et de calmer l'esprit.

3. Aventures culinaires: Expérimentez en incorporant des herbes culinaires à vos repas et recettes pour ajouter de la saveur et des bienfaits thérapeutiques.

4. Trousse de premiers soins à base de plantes: Préparez une trousse de premiers soins à base de plantes contenant des remèdes contre les affections courantes comme le rhume, les maux de tête, les coupures et les contusions.

5. Moments de pleine conscience: Prenez des moments tout au long de la journée pour faire une pause, respirer profondément et vous connecter au pouvoir curatif des plantes grâce à l'aromathérapie ou aux tisanes.

Créer votre propre apothicairerie à base de plantes est un voyage enrichissant et stimulant qui vous permet d'exploiter le pouvoir de guérison des plantes pour vous-même et vos proches. En vous équipant d'outils et de fournitures essentiels, en vous procurant et en stockant des herbes de haute qualité, en maîtrisant les recettes et préparations de base et en intégrant des remèdes à base de plantes dans votre mode de vie, vous pouvez cultiver un lien plus profond avec la nature et soutenir votre santé et votre bien-être de manière naturelle.

Adoptez l'art et la science de l'herboristerie en vous lançant dans ce voyage transformateur de soins personnels et de guérison.

Conclusion

Lorsque vous vous lancez dans votre voyage avec les remèdes à base de plantes, il est essentiel de les intégrer de manière transparente dans votre vie quotidienne, pour retrouver naturellement équilibre et vitalité. En intégrant ces alliés botaniques dans vos routines et rituels, vous pouvez exploiter leur potentiel de guérison et favoriser votre bien-être général. Voici quelques points clés à garder à l'esprit lorsque vous continuez sur cette voie :

Intégrer les remèdes à base de plantes dans la vie quotidienne

Intégrez les remèdes à base de plantes à votre vie quotidienne, en les intégrant à vos routines et rituels. Commencez votre journée avec une tasse de tisane, utilisez des huiles infusées aux herbes pour l'auto-massage ou les soins de la peau, et tournez-vous vers des teintures ou des pommades à base de plantes pour les affections courantes. En incorporant des remèdes à base de plantes à votre routine quotidienne, vous pouvez profiter de leurs bienfaits de manière cohérente et cultiver un lien plus profond avec la nature.

Retrouver équilibre et vitalité naturellement

Les remèdes à base de plantes offrent une approche holistique de la santé et du bien-être, soutenant la capacité naturelle du corps à guérir et à s'épanouir. Pendant que vous explorez différentes herbes et préparations, écoutez les signaux de votre corps et trouvez ce qui vous convient le mieux. N'oubliez pas que l'équilibre est la clé et qu'il est essentiel de nourrir non seulement le corps physique, mais aussi l'esprit, le cœur et l'esprit. Cultivez des pratiques qui favorisent l'équilibre, la vitalité et la résilience dans tous les aspects de votre vie.

Ressources pour un apprentissage plus approfondi

L'apprentissage continu est un aspect essentiel de l'herboristerie, car il y a toujours plus à découvrir et à explorer. Recherchez des livres, des cours et des ateliers réputés pour approfondir vos connaissances et votre compréhension de la phytothérapie. Connectez-vous avec des herboristes, des groupes communautaires d'herboristerie et des forums en ligne pour partager des expériences, poser des questions et apprendre de la sagesse des autres. En élargissant continuellement vos connaissances sur les plantes médicinales, vous pouvez devenir plus confiant et plus autonome dans l'utilisation des remèdes à base de plantes pour vous-même et pour les autres.

Pensées finales et encouragements

Se lancer dans un voyage avec des plantes médicinales est une expérience à la fois personnelle et transformatrice. En explorant le vaste monde des plantes et leurs propriétés curatives, faites confiance à votre intuition et embrassez la sagesse de la nature. N'oubliez pas que la phytothérapie est une modalité douce et de soutien qui fonctionne mieux en conjonction avec un mode de vie sain, comprenant une alimentation nutritive, de l'exercice régulier, un repos adéquat et une gestion du stress. Faites confiance au pouvoir de guérison des plantes et à la sagesse innée de votre corps alors que vous cheminez vers une plus grande santé et vitalité.